# 在时光中

# 步

年健康促进

诗词集



中国疾病预防控制中心 编

中国轻工业出版社

**图书在版编目（CIP）数据**

在时光中漫步：老年健康促进诗词集 / 中国疾病预防控制中心编 .— 北京：中国轻工业出版社，2023.12

ISBN 978-7-5184-4538-7

Ⅰ . ①在…　Ⅱ . ①中…　Ⅲ . ①老年人—保健—普及读物　Ⅳ . ① R161.7-49

中国国家版本馆 CIP 数据核字（2023）第 173034 号

责任编辑：何　花　　责任终审：李建华　　整体设计：锋尚设计
策划编辑：何　花　　责任校对：朱燕春　　责任监印：张京华

出版发行：中国轻工业出版社（北京东长安街6号，邮编：100740）
印　　刷：三河市国英印务有限公司
经　　销：各地新华书店
版　　次：2023年12月第1版第1次印刷
开　　本：880×1230　1/32　印张：3.75
字　　数：100千字
书　　号：ISBN 978-7-5184-4538-7　定价：39.80元
邮购电话：010-65241695
发行电话：010-85119835　传真：85113293
网　　址：http://www.chlip.com.cn
Email：club@chlip.com.cn
如发现图书残缺请与我社邮购联系调换
230402S2X101ZBW

# 序1

我国是世界上老年人口规模最大的国家，也是世界上人口老龄化速度最快的国家之一。习近平总书记强调，要贯彻落实积极应对人口老龄化国家战略，把积极老龄观、健康老龄化理念融入经济社会发展全过程，加快健全社会保障体系、养老服务体系、健康支撑体系。《“十四五”健康老龄化规划》提出“到2025年老年人健康素养有所提高”等多项指标。“健康中国行动之老年健康促进行动”要求不断提高老年健康核心信息知晓率。

为强化“公民是自己健康的第一责任人”意识，树立“家庭是健康第一道关口”的观念，中国疾病预防控制中心向全社会征集老年健康促进主题作品。我们欣喜地看到很多积极睿智的老年人畅谈“谁言七十古来稀，无鞭老骥自腾蹄”；各个领域的医务工作者分享“健康生活筑基石，时光倒流病来迟”；关心老龄健康事业的热心大众寄语“南山仙鹤翔，卷长墨愈香”。他们将营养膳食、运动健身、心理健康、疾病预防、生命教育等编织成一篇篇脍炙人口的诗词，助力老年健康知识的传播和推广。

健康所系，老有所寄，期望每一个人都做健康的主人，在时光中漫步，与岁月共舞。

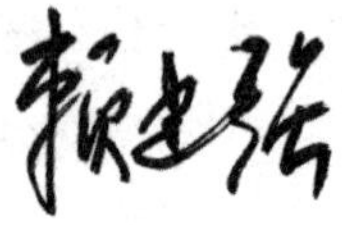 研究员

中国疾病预防控制中心慢病和老龄健康管理处

## 序2

# 健康杂感

健康中国大课堂，
我要做主我健康；
幸福优先别错过，
乐活已成新时尚。

经常运动身体棒，
食物均衡要多样；
心态平和少疾病，
科学管理最理想。

——北京大学公共卫生学院

钮文异 教授

# 前言

“每个人都是自己健康的第一责任人”，将健康理念内化于心是做健康主人的第一步。为实施积极应对人口老龄化国家战略，推进健康中国建设，中国疾病预防控制中心在国家卫生健康委员会老龄健康司的领导下组织开展老年人失能失智预防干预推广项目。该项目将健康知识传播作为重要内容，于2023年3—6月在全国开展老年健康促进主题作品征集活动。

历时三个多月，在各级疾病预防控制机构的组织下，我们收到了来自社区、医疗卫生机构、养老院等涉老组织和机构以及高校等热心人士的投稿近千份，内容涉及健康生活方式、疾病防治、认知功能促进、膳食营养、运动健身、心理健康、保健养生、积极老龄化等方面。经过公共卫生、老年医学、健康传播、临床医学、中医学等领域的专家从科学性、健康相关性、文学美感等多维度评阅，筛选出百篇优秀诗词。为鼓励老年人做自己健康的第一责任人，积极参与老年健康传播工作，本书中60岁（含）以上的作者均标注年龄。为使本书更具健康指导意义，我们还在每篇作品旁附了健康小贴士，其内容主要来自官方发布的健康相关核心信息。

感谢钮文异教授、张铁梅教授、尹香君研究员和王培利主任医师对投稿作品的悉心审阅和精心修改。感谢北京市东城区疾病预防控制中心、深圳市宝安区慢性病防治院、重庆市巴南区疾病预防控制中心、山西省临汾市安泽县疾病预防控制中心和湖南省株洲市天元区疾病预防控制中心在百忙之中对投稿工作的认真组织。最后，感谢各位来稿者对老年健康促进事业的关注及支持，感谢你们为本书提供了一篇篇生动华美的作品，希望你们作为健康引领者不断带动周围人共同谱写健康中国新篇章。

由于时间仓促等原因，书中难免有疏漏之处，敬请各位读者批评指正。

中国疾病预防控制中心

2023年7月

# 目录

## 健康 综合篇

# 防病 养生篇

## 心悦 美满篇

# 健康

## 综合篇

# 五好快乐歌
# 最美夕阳精气神

李福全　60岁　四川省成都市温江区

晚年幸福是核心，遇事一定要开心。
物质有了精神在，献好余热受敬爱。
晚霞更比朝霞红，每天要有新妆容。
时光一去不复返，及时保养趁现在。

养生养心增抗力，参加活动要积极。
针对体质来食补，鸡蛋蔬菜和水果。
适量运动好处多，强壮骨质防疏松。
合理膳食不吸烟，心态平和境界宽。

若要人老心不老，送给各位五个好：
没烦恼，开心好，不悦往事全忘了。
常锻炼，身体好，锦绣山川随便跑。
不刁钻，心态好，吃好耍好领社保。
降肝火，脾气好，少去唠叨把嘴吵。
和善处，关系好，左邻右舍是个宝。

**健康小贴士**

健康不仅仅是没有疾病或虚弱，而是身体、心理和社会适应的完好状态。

# 安享晚年
# 让爱护航

北风爱蓝　天津市滨海新区寨上街道德阳里社区居委会

岁月悠长，时光飞逝。

身体健康，是幸福的基石。

年迈的老人，需更多的关怀，

滋养身心，让每一天都过得精彩。

喝茶、运动、睡眠，是健康的三剂良药。

饮食清淡、心态平和，是秘诀的关键所在。

茶清心、运动强体、睡眠健脑，

拒绝抱怨和焦虑，幸福自会在日子间弥漫。

岁月匆匆，渐行渐远，唯愿健康常相陪伴。

老年人的健康与养生，不仅是对自己的爱，

也是为了家人的幸福和安康。

安享晚年，让爱护航。

健康小贴士

健康生活方式主要包括合理膳食、适量运动、戒烟限酒、心理平衡四个方面。

# 老年人健康促进

别桂兰　山东省德州市第二人民医院

（一）

慢走路，重安全，助行设备在手边。
勤活动，吃饭香，血液不堵流得畅。
晒太阳，常沟通，衣服舒适要宽松。
细细嚼，慢慢咽，营养齐全常大便。
地面平，光线好，心情舒畅乐逍遥。
吃好睡好运动好，身体健康是个宝！

（二）

平衡膳食七分饱，
运动锻炼心情好。
社交朋友常沟通，
大脑记忆得提升。
安全健康最重要，
定期体检要记牢。

健康小贴士

每个人都有维护自身和他人健康的责任，健康的生活方式能够维护和促进自身健康。

# 健康长寿诗

吕艳朋　山东省济南市铁路疾病预防控制中心

老来健康乐无疆，长寿秘诀共分享。

日常养生护三餐，膳食平衡营养足。

晨起夜息勤运动，阳光照耀身心健。

疾病预防要趁早，定期体检寻问医。

轻松心情抗压力，乐观开朗笑声传。

友谊温暖阳光下，亲朋好友共谈心。

养生保健是常态，晚年幸福离不开。

安享晚年快乐多，健康长寿家国昌。

健康小贴士　吸烟和被动吸烟会导致癌症、心血管疾病、呼吸系统疾病等多种疾病。戒烟越早越好，什么时候戒烟都为时不晚。

# 我们走在健康路上

袁风荣　屈冬梅　山东省济南市历下区

我们走在健康路上，健康中国歌声嘹亮。
营养运动三减三健，守护健康人人担当。
向前进，向前进，成功老龄化是我们的方向，
向前进，向前进，朝着百岁的梦想。
我们的生活充满阳光，健康助我们奔向前方。
把爱传递让爱循环，传播爱心共同健康。

向前进，向前进，成功老龄化是我们的方向，
向前进，向前进，实现百岁的梦想。
健康厨房人人提倡，让家成为爱的殿堂。
不负芳华永葆青春，携爱同行谱写华章。
向前进，向前进，全民行动共筑健康中国，
向前进，向前进，我们的明天更加美好。

健康小贴士

骨质疏松症是可防可治的慢性病，富钙、低盐和适量蛋白质的均衡饮食对预防骨质疏松有益。

# 老年人健康养生（三句半）

严月康　袁雪茜　朱瑶琴　刘丹
江西省赣州市疾病预防控制中心

老年健康要注意，吃动平衡放第一，持之以恒要做到，
可以！
老年饮食听建议，蔬菜水果要合理，肉类营养别放弃，
容易！
粗细食物结合好，优质蛋白要加上，维生素要巧补充，
食（时）尚！
老年食物怎么吃，食物多样不偏食，少食多餐助消化，
坚持！
清淡有节控三高，温度适宜护肠道，细嚼慢咽要习惯，
做到！
老年运动要适度，日行万步有量度，循序渐进保健康，
舒服！
有氧运动强体魄，服饰天气要掌握，太早空腹不运动，
稳妥！

**小贴士** **健康**　保持良好睡眠。每天最好有短时间的午休。如果长期入睡困难或有严重的打鼾并出现睡眠呼吸暂停者，应当及时就医。如使用安眠药，请遵医嘱。

# 健康打油诗

陆玉英　广西壮族自治区柳州市柳江区疾病预防控制中心

莫叹古稀不年少，
健康习惯要牢靠。
无烟少酒没烦恼，
动动手来动动脚。
吃好睡好乐逍遥，
您是宝刀仍未老。

小健康贴士

老年综合评估（CGA）是指针对老年人生理、认知、心理情绪及社会适应情况通过多学科团队合作进行的多方面、多层次的评估，制订计划以保护和维持老年人的健康功能状态，实施干预以最大限度地提高老年人的生活质量，是现代老年医学的基石。

# 幸福晚年，健康相伴

林夕　湖南省益阳市资阳区

日子红火岁月好，
健康生活是法宝。
饮食有度心态平，
早睡早起作息好。
运动有方形象佳，
身心愉悦不烦恼。
定期体检早治疗，
长寿安泰少不了。

健康小贴士

关注心理健康。保持良好心态，学会自我调适，识别焦虑、抑郁等不良情绪和痴呆早期表现，积极寻求帮助。

# 健康歌

二哈玥　黑龙江省哈尔滨市香坊区

人老心态好，营养不缺少，
膳食要均衡，牙齿少不了。
走路慢悠悠，小心防跌倒，
身心都健康，才能没烦恼。

小健康贴士

跌倒的发生与老年人的身体功能、健康状况、行为习惯以及周围环境等多方面因素有关。穿合身的衣裤，穿低跟、防滑、合脚的鞋，科学选择和使用适老辅助器具（如手杖），有助于预防跌倒发生。

# 悦享天年

向其国　广东省深圳市宝安区

人生七十古来稀，老年保健要牢记。

谷薯豆肉蔬果奶，合理膳食餐定量。

散步慢跑太极拳，空竹健身广场舞。

控制体重三高降，充足睡眠精神好。

心态平和交友多，淡泊名利烦恼少。

待人宽厚人夸赞，精神愉悦享天年。

小健康贴士　定期自我监测血压。测前应当休息5分钟，避免情绪激动、劳累、吸烟、憋尿。每回测量两次，间隔1分钟，取两次的平均值。

# 养老歌谣

田志昌　86岁　黑龙江省哈尔滨市新松茂樾山养老公寓

我从家中来，公寓来养老；养生心态好，心理疾病少。
快乐是个宝，用心去寻找；笑口天天开，心态不衰老。

大度又开朗，朝夕心情好；心直又口快，笑颜天天在。
为人讲和善，做事不添乱；感恩知回报，报后心中笑。

坚持多走路，每天几千步；身体锻炼好，疾病生得少。
娱乐天天玩，快乐相陪伴；科学吃三餐，疾病不来缠。

一年又一年，依然如从前；生活很简单，自在又悠闲。
烟酒早戒掉，疾病晚来到；贪心全扫光，身心更健康。

小健康贴士

及早戒烟，限量饮酒。戒烟越早越好。如饮酒，应当限量，避免饮用 45 度以上烈性酒，切忌酗酒。

# 健康老年诗

胡素华　江西省上饶市弋阳县疾病预防控制中心

人到老年莫烦恼，忧愁过多催人老。
存善交往广爱好，心胸宽广寿自高。
经常锻炼才是宝，量力而行勿过劳。
大步走走小步跑，打打太极跳跳舞。
三五好友常唠唠，品茶下棋读书报。
看看电视做做操，身心愉悦百病消。
遇事冷静不急躁，烦恼忧愁赶紧抛。
听听音乐赏赏花，自我解压气自消。
早餐精致午餐好，晚餐清淡更要巧。
睡前按摩泡泡脚，胜过常年吃补药。
四大基石要记牢，三减三健健康保。
夕阳红霞最为耀，颐养天年乐陶陶。

小健康贴士

高血压患者每天至少自测血压3次（早、中、晚各1次）。警惕血压晨峰现象，预防心肌梗死和脑卒中；同时，应当避免血压过低，特别是由于用药不当导致的低血压。

# 夕阳美

牟柏林　85岁　黑龙江省哈尔滨市南岗区

鹤发最是夕阳美，身心康健踏歌行。
书刊开卷猎新知，吟唱书画抒才情。
新朋故友话古今，亲山爱水览胜景。
遇事谦恭让三尺，笑口常开自从容。
夫妻牵手阳光暖，家庭和谐沐春风。
饮食有节疾病远，锻炼适度精气盛。
偶感小恙早寻医，问诊求方阴转晴。
时逢盛世多保重，幸福长寿度平生。

健康小贴士

提倡老年人坚持进行力所能及的体力活动，避免长期卧床、受伤和术后的绝对静养造成的“废用综合征”。

# 关爱老人 共建和谐

高亚菊　辽宁省沈阳市于洪区卫生健康服务中心

春蚕到死丝方尽，老人身体要保健。
社区健康驿站去，血压血糖有人测。
健康促进大讲堂，预防养生来传授。
失能失智早干预，专业教你八段锦。
上下左右来回动，运动节奏我调控。
情满东方腾巨龙，老人晚年万寿长。

健康小贴士

定期监测血糖。老年人应该每 1 ~ 2 个月监测一次血糖，不仅要监测空腹血糖，还要监测餐后 2 小时血糖。

# 七言排律（藏头诗）老年防范，未病先治

肖明祥 70岁 广西壮族自治区桂林市灵川县

**老**怀神态任祺祥，**年**力虽高莫逞强；
**防**护调中通经络，**范**围声外悟真章。
**未**来早岁早知见，**病**怕良规良策防；
**先**兆把持明远虑，**治**除犹是断愁肠。

**失**时耽误劳心脑，**能**事消灾兴趣扬；
**失**觉忧思大愚昧，**智**残身骨落悲伤。
**预**筹保健养生望，**防**患必然自顾当；
**控**御俗言须料理，**制**烹蒸煮问安康。

**膳**荤羹馔粗茶饭，**食**宿清宁睡卧香；
**营**气务求金谷豆，**养**心修性退休忙。
**强**身固体精神振，**化**滞芳颜幸福翔；
**理**本怡情多豫乐，**念**头得众养元神。

**笑**谈饮食增椿寿，**口**味而今素朴藏；
**常**处友朋勤锻炼，**开**襟邻里久行香。
**身**轻如燕无酸痛，**心**静从容好景光；
**健**步流年民益正，**康**庄盛世复重阳。

健康小贴士

早期识别失能高危人群。高龄、新近出院或功能下降的老年人应当接受老年综合评估服务，有明显认知功能和运动功能减退的老年人要尽早就诊。

# 老年健康快板（五字诀）

冯云晶　62岁　黑龙江省佳木斯市桦川县

人老身别闲，享受乐无边；生活方式多，健康最关键。

如果不注意，患病要提前；肥胖糖尿病，血压还要变。

养生知识多，健康大使传；三减加三健，健康永相伴。

运动方式多，走步最简单；不上健身房，随时可锻炼。

洗衣和拖地，爬楼和煮饭；做事当运动，生活更锻炼。

饭后百步走，一定不能懒；健身拍手操，帮你把身健。

膳食要合理，粗粮不能减；午餐要适量，晚餐要精简。

吃到七分饱，美食不能贪；减盐又减糖，限酒加戒烟。

吃动要平衡，两边不能偏；慢病不靠前，健康又省钱。

瘦者壮肌肉，胖者把肥减；防病又快乐，健康每一天。

小健康贴士　无论男性或女性吸烟都会增加骨折的风险。

# 健康生活

刘天厚　黑龙江省佳木斯市前进区

低盐少油勤运动，
时常翩跹音乐中。
得失随缘心不妒，
健康相伴长寿翁。

健康小贴士

增加日晒时间。提倡富钙、低盐和适量蛋白质的均衡饮食，通过步行或跑步等适度运动提高骨强度。

# 七律·国强人寿

李磊　黑龙江省鹤岗市萝北县

烁烁余晖照紫台，长君悦乐喜开怀。
和家院里红光染，盛世云中白玉裁。
百岁无忧贫日去，九州有路老福来。
国强人寿魂生魄，愉悦身心永不衰。

健康小贴士

世界卫生组织认为，癌症是一种生活方式病。1/3 的癌症完全可以预防；1/3 的癌症可以通过早期发现得到根治；1/3 的癌症可以运用现有的医疗措施延长生命，减轻痛苦，改善生活质量。

# 健康促进

牛参玉　76岁　山西省阳泉市盂县

到老方知生有涯，健康促进不容差。

诗吟雅趣三秋月，棋智良谋一盏茶。

不拟忧心须少病，只于触目且宜家。

从今把定春风笑，繁茂人间长寿花。

小贴士健康

形成健康生活方式有助于预防阿尔茨海默病（俗称老年痴呆）：培养运动习惯和兴趣爱好，健康饮食，戒烟限酒，多学习，多用脑，多参加社交活动，保持乐观心态，避免与社会脱节。

# 沁园春·长寿词

周启惠　黑龙江省鹤岗市兴安区疾病预防控制中心

开卷有益，话与桑榆，福寿康宁。

看人生古稀，悟道真谛；心宽体健，益寿延年。

老骥伏枥，均衡营养，夕照斜阳觅健康。

必定是，为霞尚满天，神采甚茂。

健肢体运动忙，三减三健养生良方。

观古往今来，养生之道；少私寡欲，养慎健形。

视听不衰，身心灵活，且看药王养生法。

惜时光，往事莫思量，皆重颐年。

小健康贴士

重视视听功能下降。听力下降严重时，老年人要及时到医疗机构检查，必要时佩戴助听器。定期检查视力，发现视力下降及时就诊。

# 寄语老年健康促进行动

黄秀全　山西省临汾市安泽县

朝霞暗度渐斜阳，唯愿曦和赐健康。
提笔龙蛇腾尺幅，闻鸡步履踏操场。
何须仲景神医至，已是南山仙鹤翔。
他日能逢千叟宴，高歌炫舞耀厅堂。

小贴士 健康

不轻易采用“秘方”“偏方”“验方”“新药”“洋药”等。用药期间出现不良反应时应暂时停药，及时就诊。

# 晚年安康

董晶　北京市疾病预防控制中心

行路向晚正夕阳，动静食饮细思量。
健体熟习八段锦，三餐不忘食疗方。
防控病症遵医嘱，平和心绪莫慌张。
日暮光阴休虚度，安康岁岁慰重阳。

小贴士健康

预防骨关节疾病和预防骨质疏松症。注意膝关节保暖，避免过度体育锻炼，尽量少下楼梯，控制体重增长以减轻下肢关节压力。

# 夕阳抒怀

李春来　76岁　北京市东城区

晚年度余生，顽童变老翁。身体患重病，治疗谢医生。
心态是关键，调整分重轻。灯塔已点亮，征途指航程。
锻炼获健康，适度不逞能。社区活动多，置身集体中。
每日开心笑，喜迎朝阳升。落日晚霞美，满目夕阳红。
散步老伴陪，一路谈笑声。衣食随心意，烟酒不动情。
闲暇常看书，习惯早养成。提笔练写字，愿做小学生。
回忆与畅想，时现脑海中。务工又从军，光荣一老兵。
初心永不忘，使命记心中。入党宣誓词，报国去冲锋。
未来无限好，前景更光明。纵情歌颂党，今生永长征。

健康小贴士　糖尿病患者血糖稳定时，每周至少监测1～2次血糖。

# 晚秋之歌

杨鹏　北京市东城区

岁月如歌唱晚秋，老年健康人生求。
活力四射映朝阳，心身和谐谱健康。
膳食营养护此身，运动健身强筋骨。
心情愉悦消百病，健康养生享晚秋。

健康小贴士

外出随身携带健康应急卡。卡上注明姓名、家庭住址、工作单位、家属联系方式等基本信息，患有哪些疾病，可能会发生何种情况及就地进行简单急救的要点，必要时注明请求联系车辆、护送医院等事项。

# 健康素养伴左右

尹晋　北京市东城区

春花吐蕊展活力，老年健康莫迷茫。
运动健身享长寿，心态调整养身体。
重视卫生勤洗手，远离辐射护眼睛。
放下压力天地宽，微笑面对逆境时。
坚持锻炼身体好，适量睡眠养精神。
快乐家庭心情好，健康之路自己行。
心境宽广身体好，身心合一自在行。
每日散步多锻炼，心怡健康身体安。
情绪管理心情畅，平衡饮食营养全。
心怡自己自在好，快乐心态养心田。

健康小贴士

老年糖尿病患者血糖控制目标应适当放宽，空腹血糖 < 7.8 毫摩 / 升，餐后 2 小时血糖 <11.1 毫摩 / 升，或糖化血红蛋白水平控制在 7.0% ~ 7.5% 即可。

# 健康快乐奔小康

苏淑琴　76岁　北京市东城区

人生必须有理想，健康平安是愿望。
退休生活要充实，甘为家庭做栋梁。
幸福生活讲健康，老来壮则助国强。
带头锻炼树榜样，排除万难迎朝阳。
多吃水果身体壮，荤素菜肴细品尝。
一日三餐要多样，健康就能有保障。
定期体检心不慌，警觉不适早预防。
医生建议是导航，争取再去创辉煌。
读书看报心明亮，科学养生是时尚。
开心过好每一天，长命百岁有希望。
国家号召传四方，全民健身精神爽。
团结向前大步走，健康快乐奔小康。

健康小贴士

鼓励老年人和亲友共同就餐，保持良好食欲，享受食物美味。

# 夕阳好·人健康

王良友　浙江省台州市疾病预防控制中心

依窗赏景看夕拾，人生花甲才开始。

健康钥匙自己使，合理膳食是基石。

多吃蔬果和粗粮，奶豆天天勤快吃。

少食多餐利消化，油脂还需减两匙。

三减三健规作息，适量运动睡得实。

预防慢病与痴呆，跌倒骨折要早治。

不抽烟来少喝酒，良好习惯贵坚持。

花甲无疾耄耋轻，健康快乐一辈子。

小健康贴士

进行预防接种，定期注射肺炎球菌疫苗和带状疱疹疫苗，流感流行季前在医生的指导下接种流感疫苗。老年人也应注重生殖健康，避免不安全的性行为。

# 老年健康促进歌

夏源　78岁　北京市东城区

老年健康须加强，保重身体第一桩。
日常生活我做起，衣食住行细思量。
回归自然任我翔，愉悦心情天地广。
融入社会多交流，读书学习知识长。
春夏秋冬气候变，增减衣物要适当。
饮食起居循规律，遵守作息有规章。
居住环境求简易，明亮整洁心欢畅。
早睡早起精神爽，切莫熬夜看电视。
空竹太极扇子舞，体育锻炼要适量。
慢步行走防跌倒，昂首挺胸求稳当。
看病吃药遵医嘱，对症治疗早复康。
健康促进要牢记，老年长寿有保障。

健康小贴士

用药须严格遵守医嘱，掌握药物的适应证、禁忌证，避免重复用药、多重用药。

# 健康顺口溜

司汉石　67岁　北京市东城区新鲜社区

国家老年政策好　感谢党的好领导，
衣食无忧奔小康　夕阳正是无限好。
老年健康很重要　平时养生不能少，
早睡早起有规律　行卧站走掌握好。
穿着打扮要合体　宽松舒适要记牢，
走路一定看脚下　匆匆忙忙易摔跤。
每日三餐不能少　粗细荤素搭配好，
鸡蛋牛奶蛋白质　阳光补钙很重要。
心态情绪要平稳　遇事不能心急躁，
牢记冲动是魔鬼　大事化小小事了。
力所能及干家务　锻炼身体和大脑，
温暖带给全家人　其乐融融乐陶陶。
随心所欲开口笑　去病去灾没烦恼，
和谐社会大家庭　心向祖国万事好！

健康小贴士

老年人跌倒后，不要慌张，要积极自救。救助跌倒老年人时，先判断其伤情，再提供科学帮助。

# 健康老年『慧』享生活

杨一兵　中国疾病预防控制中心

食物多样共进餐，油盐摄入能把控。
适宜体重增力量，阳光户外多运动。
良好睡眠精神足，戒烟限酒不放松。
锻炼视听记忆力，不痴不聋做家翁。
乐观积极常社交，直面衰老显从容。
保健口腔防跌倒，健康长寿似柏松。

**健康小贴士**

定期体检。老年人每年至少做一次体检，积极参与由政府和大型医院等组织的普查，管理血压、血糖和血脂等，早期发现和干预心脑血管病、骨关节病、慢性阻塞性肺疾病等老年常见病。

# 老年保健养生歌

谢文华　广东省深圳市宝安区

时常动身走一走，身体健康常相伴。
心烦气躁放一放，人生满载欢乐多。
粗暴脾气改一改，不伤神来不上火。
争强好胜缓一缓，懂得知足最常乐。
面对慢病笑一笑，配合治疗助功效。
家长里短说一说，生活融洽多快乐。
左邻右里问一问，和睦共处乐呵呵。
生冷食物热一热，肠道舒适胃温和。
养生歌儿唱一唱，快乐生活每天过。

小健康贴士

如果发现老年人有不明原因的手部颤抖、身体僵硬、精细活动困难、起步困难或转身困难、表情呆滞、写字越写越小，建议带其到医院请专业神经科医生诊疗。

# 老来健三字谣

黄阔登　广东省深圳市宝安区

岁月逝，不可追。人既老，要面对。
寿且康，人人想。养生道，在日常。
粗细粮，巧搭配。鲜蔬果，要常备。
多样化，食不挑。重口忌，生冷少。
低脂肪，少盐糖。烟酒戒，风险降。
定时餐，勿乱套。慢嚼咽，勿贪饱。
适量动，勿久坐。四肢勤，筋骨活。
忌激烈，宜舒缓。量力练，勿蛮干。
体重数，常关注。胖与瘦，要适度。
睡眠足，勿熬夜。多交流，远郁结。
找乐趣，勤用脑。勿自扰，心态好。
身心悦，寿自添。老来健，福无边。

小贴士 健康

勤洗手、常洗澡，不共用毛巾和洗漱用具；每天刷牙，饭后漱口。

# 老年保健打油诗

任芳美　深圳市宝安区中心医院固戍社区健康服务中心

国家政策真正好，老年福利呱呱叫。
家庭医生少不了，健康体检一定要。
少油少盐还少糖，血压血糖控制好。
抽烟会让肺不保，那可早早要戒掉。
每天运动心情妙，焦虑抑郁找不到。
作息起居要有节，美好生活哈哈笑！

健康小贴士

预防压力性尿失禁。注意改变使腹压增高的行为方式和生活习惯，如长期站立、蹲位、负重、长期慢性咳嗽、便秘等。

# 老有所健

黄超　广东省深圳市宝安区中心医院福中福社区健康服务中心

晨起舒筋弄朝露，暮时踏青聆蝉鸣。
青山绿水随心远，心怀自由乐逍遥。
饮食有节营养全，少油少盐保康健。
岂言人无再少年，心怀梦想永年轻。

健康小贴士

高龄老人应选择质地细软、能量和营养素密度高的食物，多吃鱼禽肉蛋奶和豆，适量蔬菜配水果。

# 养生小诀窍

秦程程　广东省深圳市宝安区人民医院海乐社区健康服务中心

洗洗鼻，揉揉眼，远离感冒和花眼。
大步走，小步跑，量力而行保平安。
戒吸烟，限喝酒，心胸开阔不发愁。
午饭后，睡一觉，自我调节减疲劳。
晚餐少，宜清淡，有利健康和睡眠。
晚饭后，散散步，身心放松消化好。
会养生，稳心态，心理健康数第一。
葆青春，养天年，阖家幸福到永远。

小健康贴士

咳嗽、打喷嚏时遮掩口鼻，不随地吐痰。

# 健康生活三字经

贯肖肖　广东省深圳市宝安区人民医院龙井社区健康服务中心

老年人，是个宝；话健康，听我聊。

食五谷，生百病；此人生，寻常情。

不必惊，无须恼；想避免，要做到：

常健身，勿久坐；控油腻，多水果。

愉身心，有事做；多聊天，常运动。

跳跳舞，做做操；打太极，去慢跑。

低盐脂，戒酒烟；药按时，气常顺。

晨起时，测血压；血压稳，心情好。

血糖高，管住嘴；踮脚尖，快步走。

减主食，去甜食；吃得对，药减少。

三餐前，测血糖；糖稳定，不慌张。

静有时，动适宜；体康健，人人及。

健康小贴士

不滥用镇静催眠药和镇痛剂等成瘾性药物，不滥用抗生素。

# 老来篇

方子薇　广东省深圳市宝安区人民医院龙井社区健康服务中心

人生路上谁不老，老来居家是一宝。

儿孙绕膝天伦乐，肩头无压舒心了。

曾经风雨勿思量，今朝笑对烦忧少。

饮食生活需搭配，荤素适量七分饱。

平日休闲常运动，散步太极或慢跑。

慎交朋友少应酬，琴棋书画有爱好。

一杯清茶细细品，三两挚友情未了。

身体状况须自知，年度体检不可少。

抖擞精神朝前看，一颗童心莫言老。

生逢盛世度晚年，相伴夕阳无限好！

小健康贴士

经常开窗通风。冬季取暖注意通风，谨防煤气中毒。

# 养生之道

洪立新　广东省深圳市宝安区中心医院盐田社区健康服务中心

健康养生有良方，日常饮食多留意，
清淡少油多蔬果，身体健康入囊中。
失能失智不可怕，运动锻炼保健康，
身体养护要坚持，年老精力更旺盛。

小健康贴士

在身体状况允许的情况下，老年人应进行每周 150～300 分钟中等强度的身体活动，或每周 75～150 分钟高强度的身体活动，或在一周中这两种强度的身体活动有机结合。

# 健康不止一点点

司向　中国疾病预防控制中心

早起慢一点，休息勤一点；
运动缓一点，年轻久一点；
得失淡一点，心情悦一点；
营养高一点，糖脂低一点；
口味轻一点，身体好一点；
烟酒少一点，健康多一点；
你一点，我一点；
健康不止一点点。

小健康贴士

正确认识衰老，树立积极的老龄观，通过科学、权威的渠道获取健康知识和技能。

# 防病养生篇

# 服老，扶老

耳玉亮　中国疾病预防控制中心慢性非传染性疾病预防控制中心

爸爸老了，但心似少年。
我害怕您跌倒，总提醒您慢点。
您却依然风风火火，说一辈子的习惯，改不过来。
爸爸，您明白吗？有种智慧叫作“服老”。
主动放慢速度，就不那么容易跌倒。
您若跌倒了，伤痛在您的身上，泪流在女儿心里。

妈妈老了，腿脚不便。
我担心您跌倒，才送了根手杖。
您却坚持不用，说自己的老，还没那么严重。
妈妈，您知道吗？手杖的古名叫作“扶老”。
别不好意思，用上它，就像儿子在一旁搀扶。
它支起的是您的安全，撑住的是我的爱。

小健康贴士

跌倒严重影响老年人的健康和生活质量，跌倒是可以预防的，老年人要提高预防跌倒的意识。

# 老年口腔保健小口诀

汪林　齐泽秋　中国人民解放军总医院第一医学中心口腔科

人到中年讲保养，养生保健要做好。

身心健康皆重要，口腔护理不能少。

一刷牙面除斑渍，二通牙缝细清理。

三要经常行冲洗，如此三步要牢记。

口腔卫生保持好，以下口诀心中放。

早晚刷牙少吃糖，牙医半年见一趟。

牙龈出血牙齿松，牙周问题伴始终。

牙齿疼痛伴变黑，及时就医不吃亏。

缺牙少牙难吃饭，镶牙种牙早打算。

定期检查记心中，吃嘛嘛香倍轻松。

小健康贴士

重视口腔保健。坚持饭后漱口、早晚刷牙，合理使用牙线或牙签；每隔半年进行一次口腔检查，及时修补龋齿孔洞；及时镶补缺失牙齿，尽早恢复咀嚼功能。

# 心梗吟

徐志琴　江西省南昌市西湖区疾病预防控制中心
丁晓松　首都医科大学附属北京友谊医院

疼痛贯胸背，憋气难呼吸。上可达两腮，下能至肚脐。
四肢湿且凉，冷汗下如雨。锥心势难缓，含药且不息。
疾呼救护车，平卧莫着急。就诊遵医嘱，不可误战机。
最忌拖延等，扩大梗死区。造影寻病变，导丝闯难关。
球扩通狭窄，支架定乾坤。阴阳悬一线，竞速生死间。
幸而得康复，治疗不能断。心梗如伤筋，百日方复全。
陋习需得戒，烟酒不能沾。熬夜伤身体，暴怒增负担。
饮食宜清淡，少食糖与盐。降脂尤重要，血管少长斑。
随诊君须记，复查护周全。运动须适量，起卧秩井然。
静赏南山月，闲观陌上烟。万事随缘去，气和心自安。

健康小贴士

预防心脑血管疾病：老年人应当保持健康生活方式，控制心脑血管疾病危险因素。如控制油脂、盐分的过量摄入；适度运动，保持良好睡眠；定期体检，及早发现冠心病和脑卒中的早期症状，及时治疗。

# 胃食管反流病

尹杰　首都医科大学附属北京友谊医院

隐于身边却不识，
或作他病易忽视。
胃内食物倒着走，
反酸打嗝排空迟。
刺激气管哮喘至，
伤及喉头引声嘶。
食管反流多桎梏，
烧心难寻安眠日。

抑酸药物或可治，
微创手术亦支持。
最妙还是早预防，
主动健康人明智。
戒烟戒酒少甜食，
睡前夜宵别再吃。
少食多餐减体重，
时光反流病来迟。

**健康小贴士**

老年人比年轻人更容易患胃食管反流病，如果出现反酸、烧心、打嗝、胸痛、咽喉不适等症状，建议及时就诊。

# 助力“帕友”功能康复

张艳明　韩跃　张钰琦　首都医科大学宣武医院康复医学科

帕金森病不可怕，尽早发现规范化。

姿势异常平衡差，吃饭手抖不听话。

开始行走像冻住，走起路来慌张化。

影响生活难自理，康复训练得计划。

坐位起立训练好，转身练习防跌倒。

原地踏步各十下，平衡功能能强化。

步态训练视前方，跨步尽量慢而大。

语言障碍不讲话，言语功能会退化。

音乐疗法有成效，运动疗法是良药。

常练太极八段锦，改善生活利身体。

心情愉悦多喝水，尽早康复不后悔。

健康小贴士

重视功能康复。重视康复治疗与训练，合理配置和使用辅具，使之起到改善和代偿的作用。

# 预防老年失智七字诀

李福全 60岁 四川省成都市温江区

人口进入老龄化，失智失能早预防。
老年朋友要注意，防范在先心中记。
调整生活好习惯，均衡营养放第一。
爱好广泛常用脑，管住嘴来迈开腿。
控制血压常锻炼，基础疾病靠边站。
血糖一定控制好，高了低了不得了。
血脂高了赶快降，这个不是好预兆。
有氧运动常开展，防控痴呆有延缓。
吸烟影响心血管，肺部伤害尤为惨。
抑郁痴呆是兄弟，性格开朗来防治。
智能训练好处多，字画唱歌多看书。
年龄增大不失聪，做好干预多沟通。
孤独老人陪伴暖，社会活动情意满。
长期失眠要注意，作息饮食来调剂。
做操太极八段锦，公益活动勤相伴。
生活质量得提高，人人健康益身心。

健康小贴士

阿尔茨海默病，是老年期痴呆最主要的类型，表现为记忆减退、词不达意、思维混乱、判断力下降、脑功能异常和性格行为改变等，严重影响日常生活。年龄越大，患病风险越高。

# 拂去脑海中的橡皮擦
# ——阿尔茨海默病

朱茂雪　宁家琼　四川省成都市温江区人民医院

阿尔茨海默病，
是最漫长的告别，
是最温柔的绝症。
患病本身是一件不幸的事情，
任何温暖的辞藻，
也无法改变它的现状。

拂去脑海中的橡皮擦！
积极锻炼身体，
多吃鲜果蔬菜。
勤动脑、足睡眠，
及早关注记忆下降，
摆脱无助与孤独。

小健康贴士

积极的预防和干预能够有效延缓老年期痴呆的发生和发展，提升老年人生活质量，减轻家庭和社会的负担。

# 水调歌头·老当益智

高欣　中国疾病预防控制中心

蹉跎弹指间，风雨催人老。

银丝渐上双鬓，不觉年已高。

难忆昨日人事，或有提笔忘字，何寻当年骁。

但求痴来迟，还须预防早。

多学习，常用脑，勤社交。

心慧智达，兴趣爱好不可少。

装盘五颜六色，健身千姿百态，吃动皆为宝。

岁月累优长，且行且逍遥。

小健康贴士

阿尔茨海默病早期迹象包括：很快忘掉刚刚发生的事情；完成原本熟悉的事务变得困难；对所处的时间、地点判断混乱；说话、书写困难；变得不爱社交，对原来的爱好失去兴趣；性格或行为出现变化；等等。

# 预防失智

吴玉芳　70岁　辽宁省沈阳市于洪区

老年人千补万补，不如精神多进补；
看书阅读多下棋，家里练字又剪纸。
学习手机把网上，丰富知识开眼界；
观赏祖国好河山，开阔视野心舒畅。
交交朋友聊聊天，集体活动不能少；
精神生活多丰富，认知能力定提高。
保持乐观好情绪，增加抗病强能力；
与时俱进不显老，这些都是练大脑。
文学增加记忆力，维护大脑健康好；
积极预防痴呆病，勤用手脚和大脑。
关爱生命促健康，老人兴趣要培养；
晚年生活自己做，活到百岁才快乐。

小健康贴士

老年人若出现阿尔茨海默病早期迹象，家人应当及时陪同其到综合医院的老年病科、神经内科、精神/心理科、记忆门诊或精神卫生专科医院就诊。

# 预防失智要跟上（三句半）

黄蕾　四川省德阳市

老年生活有质量，预防失智要跟上，生活方式更健康，
风险降！
作息时间有规律，早起早睡旺精力，熬夜伤身要避免，
请谨记！
勤动大脑手足口，延缓衰老活力久，那就赶快动起来，
精神抖！
油腻食物少下肚，优质蛋白足摄入，戒烟限酒动真格，
大好处！
听障更易患失智，听力下降早干预，莫等耳聋干着急，
要重视！
适度把那太阳晒，又健大脑又补钙，这个“补品”不花钱，
爱不爱？
预防措施已送到，保持自律是良药，远离失智老来福，
笑！笑！笑！

小健康贴士　药物治疗和非药物治疗可以帮助患者改善认知功能，减少并发症，提高生活质量，减轻照护人员负担。可在专业人员指导下，开展感官刺激、身体和智能锻炼、音乐疗法、环境疗法等非药物治疗。

# 忆秦娥·健康膳食（新韵）

陈小玲　浙江省丽水市庆元县中医院

每进膳，少吃油腻宜清淡。

宜清淡，瓜果蔬菜，血脂消散。

老年肠胃喜温暖，细嚼慢咽别急啖。

别急啖，利于消化，健康相伴。

健康小贴士

老年人饮食要定时、定量，每日食物品种应包含粮谷类、杂豆类及薯类（粗细搭配），动物性食物，蔬菜、水果，奶及奶制品，以及坚果类等，控制烹调油和食盐摄入量。

# 老年人健康饮食顺口溜

王艳旭　黑龙江省佳木斯市疾病预防控制中心

刺激食欲又促便，新鲜蔬果走在前；

食物多样数量少，三分饥饿七分饱；

荤素粗细要混搭，质量高来营养足；

清淡饮食软慢温，既保肠道又健康；

基本保障水为先，自觉喝水减负担。

小贴士健康

饭菜要做熟；生吃蔬果要洗净。

# 老人食养

尹攀林　71岁　江西省新余市渝水区

## 蛋白质

营养蛋白好神奇，人体必要催化剂；
组织器官是根基，保障代谢很亲密；
调节神经和机体，构成激素数第一。
鸡蛋牛奶大有利，生命动能见效力；
合理用好蛋白质，健康长寿一辈子。

## 钙

钙的功效极为广，补了骨骼牙齿强；
血压调控不一般，酸碱平衡非常棒。
神经传导作用强，安神镇静响当当；
肌肉收缩它担当，血液凝固激活强。
合成蛋白是上档，骨质疏松它能防；
补钙足够有保障，老人骨骼更健康。

小健康贴士　高龄老人应适时合理补充营养，可改善营养状况，提高生活质量。

# 均衡膳食　乐享老年

宫伟彦　中国疾病预防控制中心营养与健康所

老年饮食很关键，每餐适量勿贪饱。

一日三餐定时吃，早巧午好晚吃少。

食物品种要丰富，主食粗细搭配好。

鱼虾禽畜肉和蛋，足量丰富莫单调。

常吃大豆和奶类，适量蔬菜配水果。

食物细软易消化，烹调方法要适当。

共同进餐滋味美，身心愉悦健康添。

健康状况常测评，营养不良可预防。

小健康贴士　膳食应以谷类为主，多吃蔬菜水果和薯类，注意荤素搭配。

# 膳食营养　预防疾病

孟琳　辽宁省沈阳市于洪区

每顿饭七八分饱，营养齐全肠胃好；

米饭馒头换着吃，锅里剩饭别吃了。

一把蔬菜一把豆，一个鸡蛋二两肉；

红黄绿黑都要有，均衡营养更长寿。

鱼虾更是高蛋白，大豆豆腐离不开；

葱和姜蒜都是宝，延年益寿少不了。

菜籽橄榄亚麻油，低糖低盐低脂肪；

核桃花生南瓜好，营养丰富更健脑。

健康小贴士　不吃变质、超过保质期的食品。

# 老年食养要牢记

周雪元　77岁　江西省南昌市青山湖区

家有一老是个宝，食养指南要记牢。

食物品种要多样，粗细搭配身体棒。

蔬果肉蛋不可少，膳食均衡营养好。

亲友陪伴共进餐，愉悦身心促健康。

多样烹调增风味，提升食欲享美味。

合理营养好处多，保护肌肉缓衰老。

积极活动少久坐，适宜体重常保持。

定期体检护健康，测评营养补能量。

少盐少油少点糖，远离“三高”疾病少。

健康小贴士

建议老年人三餐两点，一日三餐能量分配为早餐约30%，午餐约40%，晚餐约30%，上下午各加一次零食或水果。

# 减盐指南

石文惠　司向　中国疾病预防控制中心

生活有滋味，咸度需用对；烹调少用盐，知晓盐来源。
家庭共参与，主厨是关键；一成逐步减，力争达标盐；
巧用减盐法，流程要规范。食材要新鲜，看看钠含量，
同类选钠低，还需低盐烹。少买钠高的，关注隐形的；
减少高盐的，坚持减盐的；少做红烧的，多做蒸煮的。
慎选调味品，过度要避免。盐勺和盐罐，知晓添加量。
出锅前才放，记录日常量。富钠少放盐，料包要酌减。
外卖选少盐，避免再撒盐。减盐又减糖，菜汤不下咽。
少吃腌酱菜，食前先泡洗。依规精准减，幸福常相伴。

小健康贴士

盐的来源不仅包括烹调盐，还包括含盐调味品、加工食品、预包装食品、外卖、营养素补充剂和天然食物等。

# 老年人健康膳食歌

王任洪　深圳市宝安区石岩人民医院罗租社区健康服务中心

老年人，消化慢；不过饱，不能饥。

谷薯豆，瓜果蔬；肉蛋奶，合理搭。

十二种，每一天；二十五，每一周。

绿叶菜，餐餐吃；每一天，三百克。

飘香果，天天吃；每一日，一拳头。

奶制品，不能少；一大杯，身体好。

全谷物，经常吃；豆制品，不能忘。

每一周，两次鱼；吃鸡蛋，不弃黄。

鲜红肉，要适量；少肥肉，少熏腌。

饮食淡，少油炸；每一日，五克盐。

甜蜜糖，不要多；微醺酒，要适量。

少久坐，多运动；每一日，六千步。

食物鲜，种类多；规律餐，健康来。

小健康贴士

老年人应定期测评营养状况，预防营养不良。

# 运动诗

张瑞　山东省潍坊市青州市

老来更要多活动，
公园遛弯走一走。
闲事少管多锻炼，
心情很美身体健。

小健康贴士

老年人应从低强度、低频率的体育锻炼开始，随着时间的推移逐渐增加强度和量。

# 我爱八段锦

杨红梅　辽宁省沈阳市于洪区卫生健康服务中心

我爱八段锦，常练不松懈。
早起练提神，下午练解困，睡前练助眠。
日日不曾歇，天天气色好，体健乐逍遥。
双手托天背不弯，上举下按促循环，
摇头摆尾锻炼腰，开弓搭箭有益眼。
出拳抓握利手腕，扭臂后瞧练颈肩，
弯腰触足抚督脉，提踵颠足百病消。

小健康贴士

建议老年人每周至少 2 天进行大肌群参与的增强肌肉力量的运动，每周至少 3 天进行增强平衡能力的运动。

# 球场奇遇

冯小雨　山东省青州市疾病预防控制中心

篮球场上战况激，
身姿矫健动作帅。
背影依稀两青年，
凑近原是俩大爷。
老来身体精神棒，
依然叱咤运动场。

小贴士 健康

改善骨骼肌肉功能。鼓励户外活动，进行适当的体育锻炼，增强平衡力、耐力、灵活性和肌肉强度。

# 七律·颐养天年

李磊　黑龙江省鹤岗市萝北县

全民健体凯歌扬，
同老讴谣咏乐康。
遛早覆声寻雅事，
踏春留影好风光。
爬山塞外精神爽，
太极人间骨气强。
晚叶尚开皆悦色，
延年益寿自然祥。

小贴士　健康

由于健康原因不能完成建议运动量的老年人，应在能力和条件允许范围内尽量多活动，活动总比不动好。

# 清晨参加柔力球训练

胡晋萍　山西省临汾市安泽县

拍动球飞晨雾间，
接抛点绕几回旋。
行如流水轻如燕，
共与红桃风采燃。

小贴士 健康

骨质疏松症患者在受到轻微创伤或日常活动（如行走、洗澡等）时常可发生骨折，老年人要高度重视。骨质疏松性骨折的常见部位包括脊柱、髋部、桡骨远端和肱骨近端。

# 荀乡老年太极拳

胡晋萍　山西省临汾市安泽县

绸衫飘逸拳伸张，
一式一招漫晓光。
神采飞扬双目炯，
虽说暮岁也疏狂。

小贴士健康

我国民族传统健身运动有着悠久的历史，种类繁多，包括太极拳、五禽戏、八段锦等，均对身体机能的促进有着积极作用，建议老年人长期练习。

# 晨练曲

大桃源　79岁　北京市东城区

东白晨日升，晨练伴歌兴。
互问早上好，笑声惊飞鸟。
红绿湖边影，朝朝蝶恋蜂。
迎灿林中影，日日谱翠青。

小贴士 健康

运动锻炼可以改善躯体功能，促进心理健康，提高生活自理能力、生活质量以及对受伤和跌倒等事件的抵抗力。

# 锻炼就要出去跑

荣增华　76岁　重庆市巴南区

欲要长寿身体好，常常锻炼出去跑。
沿着乡间羊肠道，踩踩路边青青草。
闻闻丛中花香味，观观林中小飞鸟。

富贵贫穷无所谓，健康才是宝中宝。
珍惜当下好时光，享受人生每一秒。
抛开一切烦心事，活到百岁不算老。

健康小贴士

癌症的发生是一个长期、慢性、多阶段的过程。从正常细胞演变为癌细胞，再形成危及人体健康的肿瘤，通常需要10～20年，甚至更长的时间。

# 健身

王明飞　82岁　重庆市巴南区

才洗台前砚，轻身又出门。

新朋邀旧友，佳气正春晴。

漫步登山屹，繁花照我盈。

劲生初度耋，志诩少年英。

不惧霜头染，欣然砥砺情。

闲聊天外事，回赶日斜程，

分手殷勤重，归家旷意平。

摊开新画迹，笑对墨干痕。

小健康贴士

国际先进经验表明，采取积极预防（如健康教育、控烟限酒、早期筛查等）和规范治疗等措施，对于降低癌症的发病率和死亡率具有显著效果。

# 一个老年骑行者的自恋

王瑞　69岁　重庆市巴南区

花甲才是二春来，

人情世故要释怀；

室内室外皆运动，

爱上骑行心畅快。

动感单车家里嗨，

鲜活场景可下载；

户外骑行乐趣多，

运动会友共风采。

小贴士　健康

推荐实施抗阻、力量及平衡训练联合的多组运动计划，如将有氧运动、伸展或柔韧性运动、平衡训练、抗阻训练等相结合，并遵循个性化、分期和逐步增加的原则。

# 四季养生歌

黄子娟　四川省泸州市江阳区西南医科大学附属医院

春气生发须养肝，舒畅情志勿怒烦；
夜卧早起踏青去，减酸增甘脾要健。
夏阳盛大气应心，食宜解暑兼生津；
迟卧早起午小憩，调心宁神并健身。
秋燥肃收多润肺，减辛增酸防尘灰；
早睡早起敛神气，登高畅谈释思悲。
冬寒收引重温肾，潜藏有度味甘辛；
起居有常阳渐升，四季调和自回春。

小健康贴士

减酸增甘：春天木旺，五味酸盛，故减食酸性食物；同时防止酸木克土，故增加甘味食物健脾；顺时作息，起居有常也是养生的重要内容。（中国中医科学院西苑医院王培利主任医师提供）

# 七律·老年养生歌

崔锡哲　68岁　黑龙江省鹤岗市萝北县

养生保健笑颜容，祛病除疾益寿宁。
七情适中疏亦远，饮食有度淡而清。
推拿气血络经畅，调理阴阳筋骨通。
望重德高仁厚爱，余年快乐老顽童。

健康小贴士

吸烟、酗酒、缺乏运动、个人卫生情况差等不良生活方式会增加衰弱的发生风险，患慢性病、营养不良以及老年人不合理的多重用药情况也可增加衰弱的发生。

# 老年养生歌

吴香云　深圳市宝安区中心医院流塘社区健康服务中心

防治慢病，一生得益。

药食兼重，两点注意。

牛奶果蔬，三餐更替。

糖盐烟酒，四时警惕。

黍稷麦菽，五谷相宜。

平心静气，六神安宁。

修身养性，七情共济。

适当锻炼，八段走起。

谨遵医嘱，九病远离。

强身健体，十分甜蜜。

小健康贴士　保健食品不能代替药品。

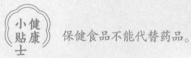

# 养生诀

孟勇　甘肃省兰州市七里河区

岁月无情催人老，调摄有益养余年。
古稀英姿鹤形立，耄耋飒爽身犹健。
晨舞太极八段锦，夜卧如弓吉祥眠。
一朝动静需相宜，三分饥寒胜金丹。
喜嗜肥甘不纵口，厚味膏腻百病缠。
寡欲内守养精气，少食畅怀神自安。
风湿火邪避有时，寒暑炎凉勤易衫。
浮沉荣辱似迁瞬，盛衰兴亡谈笑间。
贪嗔痴慢勿相随，名利权色须了断。
过去未来能顺应，放下舍得必寿延。
与其他日疗疾后，莫若今朝摄养先。
任督环绕畅气血，真气运行培本元。
四时八节天有序，大道无极法自然。

健康小贴士

太极、八段锦等传统功法有助于养生，适合中老年人练习；四时八节泛指一年四季中各个节气，四季具有不同的特性，根据寒热温凉不同，顺季养生。（中国中医科学院西苑医院王培利主任医师提供）

# 心悦

## 美满篇

# 在时光中漫步

范梨　山西省晋城市泽州县

我们在时光中漫步，
金黄的夕阳，
映照群山。
我们迎着夕阳走去，
没入这一片金黄。
阳光下的麦田，
闪着金色的光；
收割机滚圆的镰刀，
冲开麦浪；
一片片麦子投入滚动的镰刀，
从容而镇定。

这是成熟的主动，
这是奉献的牺牲。
下种、生长，
历秋的萧瑟，
冬的严寒，
春的抚慰，
夏的炙烤，
就为了这一刻的投入。

山上的草木，
笼罩在这夕阳中。
夏日炎炎，
正是草木繁盛时节。
有一天，
它们也会如这麦子，
走向成熟。

退了，
退休了我们，
一如这麦子，
一如这草木，
没有近黄昏的悲哀，
只有欣喜的成熟。
把一生奉献给夕阳，
正是我们最终的目标，
和最好的选择。
我们在时光中漫步，
融入夕阳。

小健康贴士

每个人都会遇到冲突或压力，积极的适应性防御，包括遇见、亲和、利他、幽默、果敢、自我观察等，让我们化悲愤为力量，给我们的生活带来好处。

# 关注老年心理健康

安娜　黑龙江省哈尔滨市香坊区

老龄化，高龄化，心理问题突显化；

知焦虑，识抑郁，及时排解防痴呆。

重行动，养习惯，我的健康我负责；

早筛查，早发现，守护健康当先锋。

分一般，划临界，高危人群早干预；

敢面对，不回避，关爱行动落实处。

小贴士　健康

用科学的方法缓解压力，不逃避，不消极。出现心理问题积极求助，是负责任、有智慧的表现。

# 老来乐

邓淑红　山西省临汾市安泽县

舞步优雅鬓发斑，
晚霞余韵满江天。
健身不分老和少，
快乐相随年复年。

健康小贴士

适量运动有益于情绪健康，可预防、缓解焦虑和抑郁。

# 七七遣怀

牛参玉　77岁　山西省阳泉市盂县

古稀又七气还遒，岂惧区区病造忧。
人老自然生百恙，年高何必虑千愁。
旋嗟岁月已飞逝，笑对红尘不复求。
漫道耕牛初卸责，余晖恬淡入瀛洲。

健康小贴士

预防老年痴呆，要多运动，多用脑，多接触社会。

# 希望

张晓飞　北京市密云区东邵渠镇社区卫生服务中心

一只白鸽飞进我的毡房，
她询问我，关于信仰。
我希望，
每个老年人一生都能追随远方。
在公园广场舞蹈，
在红花绿林徜徉，
在厅堂厨房忙碌，
在不停追逐梦想。
所以，
我还希望他们常葆健康。
从明天开始，
认真对待每一顿饭，
每一张病方，
对于身体，不再彷徨。
日出而起，日落而息，
常饮清茶，品其芳香，
经常运动，少吃油腻，
一定谨记，膳食营养。
健康是他们的幸福，
守护是我们的担当。
白鸽飞走了，
但留下了，
关于健康，
关于诗和远方。

健康小贴士

劳逸结合，每天保证 7 ~ 8 小时睡眠。

# 老年有寄

秦丽萍　山西省临汾市安泽县

平生劳苦入云笺，于此心甘享暮年。
闻鸟时来溪柳下，观棋每共石坛前。
多欣多趣身安养，无欲无求自稳眠。
君看南山松顶鹤，谁言不似谪中仙。

健康小贴士　抑郁、焦虑可有效防治，须及早评估，积极治疗。

# 西江月·咏老年医保

陈小玲　浙江省丽水市庆云县中医院

东岭常含白雪，秋潭难免枯流。

春风一度雨来酬，又是涛声依旧。

善政归心有盼，甘霖毓秀长留。

惠民医保病无忧，欢喜笑盈媪叟。

健康小贴士

“老有所养，老有所医，老有所为，老有所学，老有所乐”是我国老龄事业的努力方向和最终目标。

# 养老公寓员工之歌

田志昌　86岁　黑龙江省哈尔滨市香坊区新松茂樾山养老公寓

养老公寓美如画，老年影展大厅挂。
我当个爱岗员工笑哈哈，养老服务大众化。
三餐美食营养全，吃过之后笑开颜。
健身娱乐随你玩，开心快乐相陪伴。
累不怕，苦不怕，老人心愿满足他。
我为爱老献真情，老人高兴我心里乐开花。
医养社区是新葩，医养实现智能化。
我当个敬业员工顶呱呱，养老服务真善佳。
维修及时保安宁，家政服务美且净。
护理老人勤又亲，起早贪黑倍温馨。
手要勤，心要细，老人唠叨哄好他。
我为敬老献亲情，老人满意我再锦上添花。

小贴士健康　老年人有从国家和社会获得物质帮助的权利，有享受社会服务和社会优待的权利，有参与社会发展和共享发展成果的权利。

# 老年大学赞

胡晋萍　山西省临汾市安泽县

翁媪休闲空聊寂，老年活动漾春风。
行文泼墨豪情逸，琴乐欢歌友谊融。
拍起球旋天地阔，拳飞剑舞水云中。
身心愉悦才华展，妩媚夕阳又复东。

健康小贴士

国家老年大学以国家开放大学办学体系为基础，面向全国老年人开展线上线下教学活动，为实现老有所学、老有所乐、老有所为创造更好条件。

# 老年人免费体检赞

郑静兰　广东省深圳市宝安区人民医院第五大道社区健康服务中心

青芒压枝头，今日去体检。

证件怀里揣，空腹已准备。

走到社康里，医护笑脸迎。

先来做抽血，再心电B超。

测身高体重，又视力血压。

医生要问诊，中医来把脉。

早餐免费送，结果及时拿。

项目还挺多，服务真不错。

走回小区去，我把社康夸。

小健康贴士

基本公共卫生服务是国家提供的免费健康服务，65岁及以上的老年人都能在当地社区卫生服务中心或乡镇医院等享受老年人健康管理服务，包括体格检查及健康指导等。

# 身心健康筑吉祥

翟京生　68岁　北京市东城区

小院时闻翰墨香，
玉兰树下歌声杨。
红绸彩扇翩翩舞，
身心健康筑吉祥。

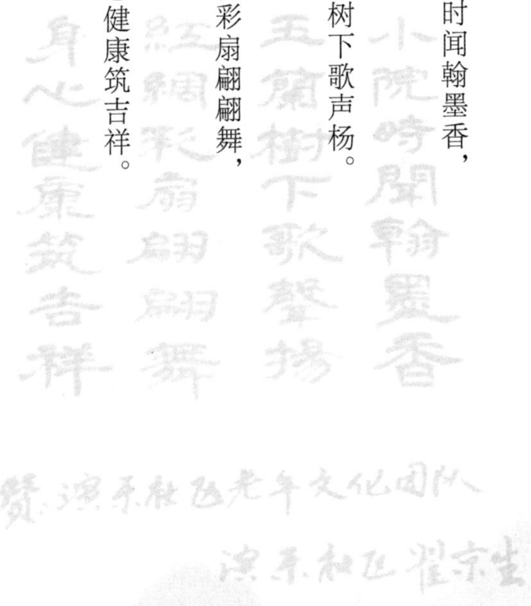


小贴士　健康

健康老龄化，即从生命全过程的角度，从生命早期开始，对所有影响健康的因素进行综合、系统的干预，营造有利于老年健康的社会支持和生活环境，以延长健康预期寿命，维护老年人的健康功能，提高老年人的健康水平。

# 致老年人诗三首

郑进年　64岁　山西省阳泉市盂县

（一）

谁言七十古来稀，
鲐背高龄仍觉低。
晚照夕阳犹灿烂，
无鞭老骥自腾蹄。

（二）

起床不待太阳升，
日夕时分早熄灯。
营养适宜心似海，
轻名薄利重亲朋。

（三）

含香秋菊耐霜寒，
三九梅花笑雪山。
玉宇有情天不老，
童颜鹤发正悠闲。

小贴士
健康

积极老龄化是指老年时为了提高生活质量，使健康、参与和保障的机会尽可能获得最佳的过程。

# 心，永远年轻

隗瑛琦　北京市疾病预防控制中心

你老了，

头发白了，皱纹深了。

但，

你依然精神抖擞，公园里有你锻炼的身影。

你依然神采飞扬，广场上有你舞动的姿态。

菜市场，你精心地为自己挑选食材，

器械上，你认真地为自己夯实健康，

树荫下，你乐观地为自己舒缓心情。

老了，你却拥有了更加宽广的胸怀；

老了，你却对生活充满欣赏和感激。

健康在其中，快乐在其中。

你用经验告诉我们如何面对困难和挫折，

你用智慧启发我们正确理解和领悟人生。

你不老，

因为，你的心永远年轻。

小健康贴士

衰弱是一种与增龄相关的老年综合征，增加老年人跌倒、失能和死亡的风险，在老年人群中对衰弱进行预防非常重要。

# 老人歌

李夏凌 黑龙江省双鸭山市饶河县

大人小孩听我说，家有老人欢乐多。
爷爷奶奶年岁大，咱要让他（她）乐呵呵。
孝顺老人要赶早，莫待悔时空悲伤。
关心长辈是美德，顺着老人心里乐。
粗茶淡饭心态好，常吃水果营养多。
补充蛋白常改善，适量运动少吃盐。

健康小贴士

老年人的心理健康是多种经济社会因素共同作用的结果。老年人的健康状况、子女及其陪伴状况、经济条件、知识水平、社会参与程度、对退休生活的适应能力等都会影响其心理健康。

# 终点　起点

陈京炜　中国传媒大学

童年的终点，是融化的冰棒。

校园的终点，是梦想的纸张。

成年的终点，是彼岸的光亮。

老年的终点，是长卷的墨香。

转身，又见；

最爱，常念。

每天都是，新的起点。

小贴士健康

积极老龄观意味着要积极看待老龄社会，积极看待老年人和老年生活，彰显老年人价值。

# 知足常乐

薛荣岱　70岁　云南省昆明市西山区

知足，啥都好。
多笑，不易老。
开心，病不找。
交友，常话聊。
心宽，事事好。
健康，无价宝。

健康小贴士　环境与健康息息相关，保护环境以促进健康。

# 感悟人生

宋究娃　69岁　山西省晋城市城区

人生七十古来稀，
古往今来有道理。
世界之大景色美，
放眼纵观才觉奇。
各人兴趣有不同，
琴棋书画取所需。
社会进步条件好，
奔八进九很容易。
百岁之人逛世界，
茫茫人海有我你。
只要大家都长寿，
世界美景存眼底。

健康小贴士

积极的情感体验可以通过有规律的锻炼身体、充足的睡眠、建立并维持牢固的友谊、为自己认定的目标而努力来获得。

# 健康如何

金涛　67岁　广东省深圳市宝安区

谢你来电提问题，
一日三餐不稀奇。
能吃能睡会保养，
天天按时来作息。
细嚼慢咽益消化，
少食多餐不单一。
早起早睡身体好，
中午小睡好休息。
避免老年孤独感，
结伴健身增友谊。
探戈伦巴三步踩，
跳舞寻乐好欢喜。
四肢强健脑不疲，
天晴外出深呼吸。
米寿不大九十小，
家族长寿数第一。

健康小贴士

关注脑卒中早期症状，及早送医。一旦发觉老年人突然出现一侧面部或肢体无力或麻木，偏盲，言语不利，眩晕伴恶心、呕吐，复视等症状，必须拨打“120”，紧急送到有条件的医院救治。

# 做个阳光老人

雷彦丽　广东省深圳市宝安区

打竹板，呱呱响，老人心理要健康。

听我言，记心上，保您阳光满心房。

过往的，莫挂怀，该放就放人自在。

万般事，心胸开，快乐不请上门来。

活到老，学到老，丰富爱好乐陶陶。

新事物，多尝试，大脑衰老可延迟。

广交友，多交流，排解孤独化忧愁。

亲家人，睦邻里，不暴不躁讲和气。

能自律，精气足，不良嗜好当戒除。

不狂喜，不大悲，云淡风轻把缘随。

情绪差，找医生，及时疏导去心病。

夕阳红，美如画，阳光老人你我他！

健康小贴士

多参加社交活动，结合自身情况参加有益身心健康的体育健身、文化娱乐等活动，丰富老年生活，避免社会隔离。

# 忘怀形貌

王双喜　黑龙江省齐齐哈尔市克山县

岁月不饶人，
美貌是历经长征，
不隶属哪个年龄，
包含于全部人生。
二十加冠活出张力，
三十而立活出韵致，
四十不惑活出慧心，
五十天命活出释然，
六十花甲活出疏朗，
七十古稀、八十耄耋……
活出健康的吉光片羽。
即使两鬓斑白容颜迟暮，
也要静守灵魂深处的那份美好。

健康小贴士

乐观、活力、知足、幽默的积极情绪和特质，能够使人延年益寿。

# 七绝·老有所依

刘奇龙　北京市东城区

树高千丈有枯时，
粮驻似山终也亏。
原是杰人今老去，
家庭社会共扶持。

健康小贴士

老年人的养老意愿应得到尊重。尽量待在熟悉的环境里，根据自己的意愿选择居住场所和照护人员。

# 终身学习最优雅

沈小赐　63岁　广东省深圳市宝安区中粮地产集团中心

生有涯，学无涯，
终身学习才优雅；
东隅已远无从追，
收获桑榆漫天霞。
生有涯，学无涯，
皓首穷经最优雅；
大器晚成是追求，
修身养性也潇洒。
啊！学习让人更灵敏，
温暖灵魂温暖家；
共享新知共享爱，
互敬互爱再出发。
啊！学习使人更丰满，
书里有我心灵的家；
学习吟诗学唱歌，
练过构图练书法。

健康小贴士

电子产品给老年人带来了很多便利和乐趣，但如不节制使用，将大大加重身心负担。

# 随思

石长生　68岁　重庆市巴南区

提笔追梦学夸父，
闻鸡起舞练太极。
万里征途又起步，
勇毅前行志不移。

健康小贴士

肌肉放松练习、呼吸练习等可以有效缓解焦虑、疼痛、高血压和其他压力反应。

# 充实的一天

王耀华　72岁　重庆市巴南区

朝霞一抹染晴空，
早起锻炼迎晨风。
手挥刀剑当空舞，
强身健体经络通。

老年大学有所学，
闲暇无聊有寄托。
习字绘画冶情操，
不求成名找快乐。

夕阳如画红满天，
广场舞伴把手牵。
娱乐健身是补钙，
愁情烦事抛一边。

健康小贴士

重视生活环境安全。对社区、家庭进行适老化改造。注意水、电、气等设施的安全，安装和维护报警装置。

# 珍惜当下
# 安享晚年

李元石　75岁　重庆市巴南区

花甲退岗顺自然，

健康无价金难换。

平和寡欲修心致，

荤素细烹品菜鲜。

书画挥毫情切切，

广场携手舞翩翩。

养生宝典寻蹊径，

彭祖寿高八百年。

小健康贴士

宽容的人具有鲜明的人格特征，即情绪稳定、宜人、虔诚、不自恋、无特权感。宽容的人身心健康问题比较少。

# 快乐书法

石长生 68岁 重庆市巴南区

泼墨挥毫胜美餐，
豪情潇洒似神仙。
兰亭雅趣常沐浴，
谱写人生幸福篇。
醉迷纸上君莫笑，
一朝大写看长天。
常书佳作千家喜，
其乐无穷得永年。

小贴士 健康

懂得感恩的人，往往是情绪稳定的、不物质的、自信但不自恋的。感恩也有利于健康。

# 钓鱼

周雨良　76岁　湖南省株洲市天元区

锦绣谷里聚英豪，
钓鱼比赛战鼓敲。
开赛哨声震耳响，
长枪短炮一齐抛。
时有兴奋浮漂动，
也有拍腿跑一条。
时间一到即收竿，
得胜而归喜眉梢。

小贴士　健康

老年人有更多的机会回顾人生，接受子女和孙辈的照料和关注，品味每一天的简单快乐。

# 花甲吟

罗先灿　72岁　湖南省株洲市天元区

往事依稀如昨日，
忽报今朝已六旬。
收笔藏书辞故业，
挥锄舞铲作新农。
忠孝立身承祖德，
勤俭持家示儿孙。
坎坷磨难终已尽，
喜看桑榆夕阳红。

健康小贴士　子女和孙辈可以从老人的智慧和经验里受益。